Régime de l'arthrite En Français/Arthritis Diet In French:

Régime anti-inflammatoire pour le soulagement de la douleur arthritique

Table of Contents

Chapitre 1: Introduction 5

Chapitre 2: Qu'est-ce que l'arthrite et 9

Chapitre 3: Les causes de l'arthrite 16

Chapitre 4: Comprendre l'inflammation et 21

Chapitre 5: Comment gérer la douleur arthritique 24

Chapitre 7: Boissons et smoothies qui réduisent 56

Conclusion 66

© Copyright 2018 par Charlie Mason – Tous droits réservés.

Le livre électronique suivant est reproduit dans le but de fournir des informations aussi précises et fiables que possible. Quoi qu'il en soit, l'achat de cet livre électronique peut être considéré comme un consentement au fait que l'éditeur et l'auteur de ce livre ne sont en aucun cas des experts sur les sujets abordés, et que toutes les recommandations ou suggestions formulées ici sont uniquement pour des raisons de divertissement. Les professionnels doivent être consultés au besoin avant d'entreprendre l'une des actions approuvées dans le présent document.

Cette déclaration est jugée juste et valide à la fois par l'association des syndicats américains et la Comité de l'association des éditeurs et est juridiquement contraignante dans tous les États-Unis.

En outre, la transmission, la duplication ou la reproduction de l'une des œuvres suivantes, y compris des informations précises, sera considérée comme un acte illégal, soit effectué par voie électronique ou imprimée. La légalité s'étend à la création d'une copie secondaire ou tertiaire de l'œuvre ou d'une copie enregistrée et n'est autorisée qu'avec l'accord écrit exprès de l'éditeur. Tous les droits supplémentaires sont réservés.

Les informations contenues dans les pages suivantes sont généralement considérées comme un compte rendu exact des faits, et en tant que tel, toute inattention, utilisation ou mauvaise utilisation des informations en question par le lecteur rendra toutes les actions qui en résultent sous leur responsabilité uniquement. Il n'y a aucun scénario dans lequel l'éditeur ou l'auteur original de ce travail peut être jugé responsable des difficultés ou des dommages qui pourraient leur arriver après avoir pris les informations décrites ici.

En plus, les informations contenues dans les pages ont des raisons informatives uniquement et doivent donc être considérées comme universelles. Les informations présentées sont sans assurance quant à leur validité continue ou à leur qualité provisoire. Les marques de commerce mentionnées sont faites sans autorisation écrite et ne peuvent en aucun cas être considérées comme une approbation du titulaire de la marque

Chapitre 1: Introduction

Félicitations pour votre achat du régime pour l'arthrite et merci de l'avoir fait.

Si vous avez acheté ce livre, il est possible que vous ou un être cher présentiez des symptômes d'arthrite et de douleurs articulaires. Peut-être que vous avez même une inflammation et que vous avez reçu un diagnostic de maladie inflammatoire. Si tel est le cas, nous pouvons comprendre à quel point cela est difficile pour vous et nous compatissons avec vous. Ce livre est une excellente lecture d'introduction pour en savoir plus sur les symptômes des douleurs articulaires et de l'arthrite, ainsi que sur la façon dont l'inflammation affecte le corps. Il explique ces conditions afin que vous puissiez vous familiariser avec elles et reconnaître facilement les symptômes qui pourraient vous affliger. Que vous ressentiez de la douleur, une raideur des articulations ou une fonction motrice limitée, l'arthrite peut affecter chaque individu différemment. Il peut être difficile d'essayer de trouver un moyen de contourner la douleur lorsque votre routine quotidienne normale est interrompue. Que vous soyez âgé ou non, l'arthrite peut nécessiter un changement de mode de vie, peut-être en limitant les activités que vous faisiez autrefois régulièrement et en vous empêchant d'adopter un mode de vie actif.

Ce livre abordera également les causes possibles de l'arthrite. Bien qu'il existe des recherches pour prouver que la polyarthrite rhumatoïde peut être génétique et liée à certains gènes, tous les types d'arthrite ne se produisent pas de cette façon. Si un membre de votre famille comme vos parents ou vos frères et sœurs souffre d'arthrite, vous êtes également plus susceptible de souffrir de la maladie. Mais l'arthrite elle-même peut se manifester de plusieurs façons selon le style de vie que vous vivez. Les personnes qui ont des emplois extrêmement physiques tels que les athlètes professionnels ou les cascadeurs peuvent développer de l'arthrite à un plus jeune âge en raison des impacts sur leur corps. Même les personnes qui effectuent des travaux manuels et répètent constamment les mêmes gestes ou mouvements tout au long de leur journée de travail peuvent souffrir d'arthrite au niveau de ces articulations. En plus du mode de vie, vos antécédents médicaux jouent également un rôle. Si vous avez déjà eu des blessures osseuses, même avec un traitement et un temps de guérison appropriés, il est possible que l'os et le cartilage ne se soient pas bien réparés. En fait, il est impossible que la réparation soit comme avant, et toute fracture ou toute petite indentation peut rendre l'os vulnérable à de futures fractures. Les personnes qui ont également lutté contre des infections virales ou bactériennes, telles que la méningite ou les infections à staphylocoques, sont également vulnérables en raison de leurs os affaiblis et plus fragiles. Pour cette raison, ils peuvent se retrouver aux prises avec des douleurs articulaires et de l'arthrite plus tôt dans leur vie.

En ce qui concerne l'arthrite et l'inflammation, vous vous demandez probablement ce que vous pouvez faire pour guérir ces maux et douleurs. Une partie de cela est une dégradation naturelle du corps, mais il existe de nombreuses options de traitement qui peuvent aider à soulager l'inconfort. Les médicaments ont progressé à pas de géant. Que vous preniez simplement des médicaments en vente libre ou des narcotiques plus puissants, il est important que vous passiez d'abord un examen médical et que vous parliez à votre médecin de soins primaires de vos soins individuels contre la douleur. Il existe également des thérapies personnalisées auxquelles vous pouvez assister régulièrement. Que vous participiez à une thérapie traditionnelle, à une thérapie par l'eau ou à un cours d'exercice, il est important que l'exercice et un mode de vie actif fassent partie de votre vie, afin que vos articulations ne deviennent pas encore plus fragiles par manque d'utilisation.

Ce livre aborde les changements que vous pouvez apporter à votre alimentation pour, espérons-le, réduire vos douleurs arthritiques et / ou les poussées d'inflammation. La recherche indique fortement qu'une alimentation équilibrée et riche en aliments est la plus saine pour les personnes souffrant d'arthrite. Plus vous consommez de variété, plus vous ingérez naturellement différentes vitamines et minéraux dont votre corps peut manquer. La plupart du temps, le corps traite ces nutriments beaucoup mieux comme un aliment au lieu de suppléments vitaminiques en vente libre! Prendre une pilule peut sembler plus facile, mais ajouter une vitamine ou un nutriment à vos repas pourrait vous offrir de meilleurs avantages.

Il est important d'avoir des fruits, des légumes, des produits laitiers et des céréales dans votre alimentation. Chaque groupe d'aliments fournit une variété de vitamines et de fibres pour renforcer vos os. Lorsqu'il s'agit d'ajuster votre alimentation, il est également nécessaire d'éviter les collations sucrées et salées transformées. Essayez plutôt d'ajouter des collations saines à votre alimentation comme des haricots, des noix ou du yogourt. Ceux-ci se sont tous avérés très nourrissants et peuvent même aider si vous essayez de perdre du poids. Le yogourt est même considéré comme un super aliment car il contient tellement de probiotiques qui peuvent aider votre digestion! Nous proposons également plus d'une douzaine de délicieuses recettes de smoothies qui se composent uniquement d'ingrédients sains qui luttent contre l'inflammation. Ces friandises sont si délicieuses que vous ne vous souviendrez même pas de tous les bienfaits pour la santé qui leur sont associés! C'est aussi simple que de rassembler vos ingrédients et de faire battre votre mixeur pendant quelques minutes!

Nous espérons que ce livre vous sera utile et répondra à vos questions pour une alimentation saine et pour réduire les symptômes de l'arthrite et de l'inflammation. Merci pour la lecture!

Chapitre 2: Qu'est-ce que l'arthrite et l'inflammation?

Si vous souffrez d'arthrite et d'inflammation articulaire, vous connaissez probablement déjà les termes et les concepts clés qui les sous-tendent. Pour les autres lecteurs, ce chapitre fournira une introduction sur ce que sont exactement ces conditions.

L'inflammation est une partie nécessaire du processus de guérison du corps. Vous vous souvenez peut-être de la biologie du lycée que les globules blancs et les cellules du système immunitaire du corps agissent dans le système immunitaire pour combattre les bactéries et les infections à notre place. L'inflammation se produit naturellement lorsque le corps combat l'infection. Mais avec certaines maladies, le système immunitaire du corps déclenche une réponse inflammatoire même lorsqu'il n'y a pas d'infection à combattre. Ces maladies sont appelées collectivement maladies auto-immunes et peuvent être très néfastes. Parce que le corps se retourne par erreur sur lui-même et lutte contre les tissus normaux et sains, il peut gravement endommager le système d'une personne s'il n'est pas correctement diagnostiqué et traité.

L'arthrite est un terme désignant couramment l'inflammation des articulations ou des tissus qui sonnent les articulations du corps. L'arthrite elle-même fait référence à près de 200 conditions dans le spectre médical. Les types d'arthrite les plus connus sont la polyarthrite rhumatoïde (PR), l'arthrose, la fibromyalgie ou le lupus. Les symptômes courants de l'arthrite peuvent impliquer une raideur, un gonflement ou une douleur dans les articulations ou autour des articulations, mais certaines formes d'arthrite, comme le lupus, peuvent affecter les organes du corps et faire des ravages sur le corps dans son ensemble. Selon les Centres pour le Contrôle et la Prévention des catastrophes (CCP), plus de 50 millions d'Américains souffrent d'une forme d'arthrite. Bien que cette condition soit couramment associée aux personnes âgées, elle peut affecter des personnes de tous âges, même de jeunes enfants, selon la maladie qui leur a été diagnostiquée.

L'arthrite peut être une gamme de symptômes, et elle diffère sur la façon dont elle affecte une personne dans ses activités quotidiennes. Certaines personnes peuvent ressentir de fortes douleurs articulaires et sentir que leur routine est gravement affectée, ce qui limite leurs mouvements et leurs activités. L'arthrite grave peut vous empêcher de lever les bras et les jambes. Ceux qui ont des symptômes limités peuvent être capables de lutter contre le pincement de leurs articulations ou l'enflure qu'ils ressentent. Il peut y avoir une diminution de l'amplitude des mouvements à mesure que l'arthrite se développe, ainsi que des symptômes de douleur, d'enflure et de rougeur au niveau des articulations.

La polyarthrite rhumatoïde est classé comme une maladie auto-immune, ou une maladie où le corps se retourne sur lui-même et attaque ses propres tissus. Le système immunitaire du corps attaque la capsule articulaire, qui est une membrane dure qui recouvre et protège toutes les articulations de notre corps. La muqueuse devient enflammée à l'attaque et une personne ressentira les symptômes courants de gonflement et de douleur aux articulations. Cette maladie est complexe à diagnostiquer car elle peut commencer de manière si innocente avec juste une légère douleur ou un gonflement des mains ou des poignets. Nous pourrions le faire passer pour le type habituel de maux et de douleurs. Mais la polyarthrite rhumatoïde est une maladie évolutive. Si la maladie progresse sans traitement, le corps peut même détruire le cartilage et les os de l'articulation. L'inflammation peut se propager à d'autres parties du corps et provoquer une invalidité grave. Si les premiers symptômes sont remarqués et semblent s'aggraver progressivement, un médecin effectuera les examens et les tests nécessaires pour déterminer si et dans quelle mesure les articulations ont été érodées. Ce type d'arthrite semble fonctionner dans les familles et la recherche a révélé qu'il était lié à deux marqueurs génétiques. Le tabagisme semble également exacerber cette arthrite. Des facteurs environnementaux comme l'obésité, les événements stressants et l'exposition à des virus ou à des bactéries peuvent également amener un individu à développer une polyarthrite rhumatoïde.

L'arthrite juvénile idiopathique est un type de polyarthrite rhumatoïde qui affecte les enfants. Selon les données du recensement de 2015, près d'un enfant sur 2000 est atteint de cette maladie. Si un patient a été diagnostiqué avant l'âge de 16 ans, il est considéré comme une arthrite juvénile. En raison du jeune âge, cette maladie peut être encore plus difficile à identifier chez les jeunes adultes, de sorte que les médecins peuvent consulter leurs antécédents médicaux pour voir s'ils ont combattu d'autres maladies ou infections. Les patients atteints de cancer juvénile auront tendance à avoir cette arthrite en raison de la faiblesse de leurs os. Près de 10% des patients atteints d'arthrite juvénile sont systémiques et affectent tout le corps avec des symptômes tels que fièvre, boiterie, gonflement et raideur des articulations.

L'arthrose est la forme dégénérative la plus courante d'arthrite, en particulier chez les personnes âgées. Selon les Centres du Contrôle et la Prévention des catastrophes, plus de 30 millions d'Américains sont touchés par cette maladie. Ce type d'arthrite n'a pas d'inflammation comme un rôle majeur. Les types d'arthrite tels que la fibromyalgie ou les douleurs musculaires courantes au dos ou au cou ne le font pas non plus. Mais la polyarthrite rhumatoïde, la goutte et le lupus sont toutes des maladies arthritiques associées à une inflammation des articulations. Cela signifie que l'inflammation des articulations ne reste pas localisée et peut à la place endommager d'autres articulations ou l'os sous-jacent, même en activant les muscles du corps et d'autres organes.

Bien que l'arthrite infantile ne soit pas aussi courante, l'arthrite juvénile peut encore survenir, en particulier chez les enfants qui ont été exposés à des infections bactériennes ou virales. Ils ont tendance à présenter des symptômes beaucoup plus tôt en raison de ces infections et peuvent avoir eu des dommages permanents et durables à leurs articulations. Malheureusement, il n'y a pas de remède, mais s'ils sont détectés et traités tôt, les symptômes peuvent être gérés et contenus par des médicaments et une thérapie. Si des symptômes sont détectés et ne s'améliorent pas, il est important qu'un médecin procède à un examen médical complet pour évaluer tout dommage et dégradation des articulations.

L'inflammation est un processus naturel du corps qui se produit pour lutter contre les maladies, les infections ou les agents pathogènes qui tentent d'attaquer le corps. Le système immunitaire se prépare à une attaque contre les cellules envahissantes et le corps utilise l'inflammation pour combattre les produits chimiques ou les irritants. Une inflammation aiguë, ou une inflammation qui n'est que temporaire, est normale et est le signe d'un corps sain qui riposte. Par exemple, si vous vous êtes coupé le doigt, vous pourriez ressentir une sensation de gonflement à cet endroit et la zone semble rouge et gonflée. C'est un signe que votre corps envoie des cellules en surmenage pour guérir la plaie. Mais lorsque l'inflammation commence à se produire sans infection ni blessure, c'est un signe que le corps reçoit des signaux mitigés. L'inflammation chronique qui se produit pendant une longue période peut même endommager les organes internes si elle n'est pas traitée. Il existe différentes maladies inflammatoires qui peuvent affecter le cœur (myocardite), les reins (néphrite), les yeux (iritis) et même les muscles et les vaisseaux sanguins (vascularite). Il peut se produire sur plusieurs sites et être tragique s'il est pris trop tard. L'inflammation des poumons est également très grave et peut entraîner des conditions telles que l'asthme et la bronchite. Lorsque les poumons deviennent enflammés, les voies respiratoires se contractent et la respiration devient plus difficile. Imaginez si vous veniez de terminer une course ou de vous entraîner et comment vous êtes à bout de souffle. Avec une inflammation des poumons, la respiration des patients peut devenir agitée comme ça sans même s'exercer ou s'exercer.

Les symptômes de l'arthrite inflammatoire ne se produisent pas seulement au niveau des articulations. Les patients peuvent éprouver d'autres symptômes majeurs et il est important qu'ils soient diagnostiqués le plus tôt possible. En plus de la douleur dans les articulations, il pourrait y avoir d'autres douleurs corporelles et une fatigue constante lorsque le corps essaie de lutter contre l'inflammation. Les traitements impliquent une combinaison d'exercice et de médicaments pour aider les patients à réduire la douleur qui affecte leur vie. La goutte et le lupus sont deux formes courantes de maladies inflammatoires. Le lupus peut affecter de nombreuses parties du corps comme les poignets, les genoux et les mains.

L'arthrite inflammatoire peut être particulièrement débilitante car elle affecte de nombreuses parties du corps. En plus de la douleur physique, une personne peut ressentir un stress psychologique lorsqu'elle fait face à ses symptômes et à son manque de contrôle corporel. Les personnes sur le marché du travail peuvent devoir quitter leur emploi en raison de la douleur et devenir handicapées. Il est important qu'en plus de la médecine et de la physiothérapie, les patients aient également accès à des ressources en santé mentale pour s'adapter aux changements de leur vie. Souvent, des maladies graves liées à l'inflammation et à l'arthrite peuvent provoquer une dépression, des troubles de l'humeur ou de l'insomnie. Une étude de 2015 publiée dans JAMA Psychiatry a révélé que le patient souffrant de dépression présentait plus de 30% d'inflammation cérébrale. L'éducation sur la maladie et les conseils d'un thérapeute agréé sont des ressources que votre cabinet médical peut souvent vous prescrire. Il est également avantageux d'avoir un bon système de soutien pour aider à faire des ajustements de style de vie et garder les patients optimistes et positifs.

La chose importante à réaliser à propos de l'arthrite et de la vie avec l'arthrite est que tout votre mode de vie doit s'adapter à la maladie. Au fur et à mesure que vous ajustez votre mode de vie pour faire face à la douleur et à la raideur de vos articulations, vous devez prendre des mesures positives pour maintenir votre activité et de saines habitudes alimentaires pour lutter contre vos symptômes.

Un exercice modéré s'est avéré utile pour gérer la douleur. Votre médecin peut également vous recommander de perdre du poids si vous portez des kilos en trop qui mettent vos articulations à rude épreuve. Manger une alimentation saine composée de beaucoup de fruits et légumes frais est également important. Ce livre fournira des informations sur les aliments qui peuvent aider à combattre les symptômes de l'arthrite et de l'inflammation. Si vous avez réussi à éliminer les collations salées ou sucrées de votre alimentation, nous pouvons vous donner de bonnes idées sur ce qu'il faut commencer à manger à la place, comme les noix et le granola. Même l'ajout d'ingrédients simples à vos étapes de préparation des aliments comme le gingembre, l'ail, la poudre de curcuma et l'utilisation d'huile d'olive extra vierge peuvent vous aider à acquérir les propriétés bénéfiques de ces aliments.

Chapitre 3: Les causes de l'arthrite

Il existe de nombreux facteurs de risque associés à l'arthrite. Certains types d'arthrite existent dans les familles, et vous pouvez être plus susceptible de développer de l'arthrite si vos parents ou frères et sœurs en sont également atteints. La recherche sur la polyarthrite rhumatoïde a révélé qu'elle était liée à des marqueurs génétiques appelés HLA-B27 et HLA-DR4. Une étude des antigènes HLA chez 105 patients caucasiens américains non apparentés atteints de polyarthrite rhumatoïde a révélé que HLA-DR4 a été observé dans 71% des cas qui montraient une tendance familiale à la polyarthrite rhumatoïde.

Elle a également été retrouvée dans 63% des cas non familiaux. Cela était en corrélation avec une autre expérience similaire menée sur des patients scandinaves en Finlande qui a également trouvé des fréquences élevées de DR2, DR3 et DR4 chez les patients arthritiques. Ces études ont permis à la communauté scientifique d'affirmer que la survenue familiale de la polyarthrite rhumatoïde pourrait résider dans ces gènes. Si un parent s'est présenté avec la condition, alors il est beaucoup plus susceptible de réapparaître dans l'arbre généalogique.

D'autres types d'arthrite semblent moins influencés par la génétique et peuvent résulter d'autres facteurs. L'âge avancé est la marque la plus courante chez les patients souffrant d'arthrite, car le cartilage du corps humain devient naturellement plus fragile avec l'âge. Plus nous vieillissons, plus il est difficile pour notre corps de se réparer. L'arthrose est connue comme «l'usure» courante des articulations du corps et survient principalement chez les personnes âgées de 40 à 60 ans. En fonction d'autres facteurs de risque et des choix de mode de vie, il peut même se manifester plus tôt. Les femmes sont plus susceptibles que les hommes de développer de l'arthrose bien que la recherche ne montre pas pourquoi c'est le cas. D'autres maladies auto-immunes, comme la goutte, ont tendance à être plus élevées chez les hommes.

L'obésité est également un facteur de risque élevé lorsqu'il s'agit de développer de l'arthrite. Ceux qui souffrent d'obésité ont un excès de poids à gérer pour leurs articulations, ce qui ajoute du stress aux articulations portantes, telles que les genoux, la colonne vertébrale et les hanches. Le poids supplémentaire a un impact considérable sur les articulations dans ces zones et l'inflammation qui se produit peut progressivement user les tissus articulaires. La recherche indique que pour chaque kilo supplémentaire de poids gagné, vos genoux gagnent trois kilos de stress! En ce qui concerne les hanches, le rapport devient une livre de poids pour six fois la pression exercée sur les articulations de la hanche! Les tissus adipeux peuvent également produire des protéines qui provoquent une inflammation autour des articulations. Les personnes qui ont un excès de graisse corporelle peuvent se retrouver aux prises avec de la douleur et de la sensibilité dans leurs articulations beaucoup plus tôt que quelqu'un qui n'est pas obèse. Le cartilage à la jonction des articulations commence à se décomposer beaucoup plus tôt en raison de l'excès de poids qui est devenu un fardeau pour votre corps. C'est pourquoi l'une des premières choses qu'un médecin prescrira à un patient en surpoids présentant des signes d'arthrite est la perte de poids. L'adoption d'un mode de vie sain favorisant la perte de poids peut parfois aider les gens à réduire leurs symptômes d'arthrite. Ils peuvent remarquer une différence dans leurs symptômes et plus de soulagement qu'avant d'avoir des kilos en trop.

D'autres facteurs de risque d'arthrite comprennent des blessures antérieures ou des infections à un moment donné de votre vie. Lorsqu'une articulation est précédemment cassée, elle peut se réparer de manière inégale malgré la blessure qui semble guérie.

Cela est particulièrement vrai pour les zones sensibles comme le poignet et l'articulation du genou. Les blessures osseuses antérieures peuvent avoir un impact sur la structure complexe de l'os et du cartilage, de sorte qu'elle ne réagit pas de la même manière lorsqu'elle est confrontée à une compression ou à un impact. Vous avez peut-être entendu des histoires de quelqu'un qui s'est cassé le poignet, puis de nombreuses années plus tard en raison d'une chute ou d'un accident de voiture, le brisant à nouveau au même endroit. Cela est dû au fait que le point de blessure devient plus vulnérable après sa guérison. Il ne peut pas supporter jusqu'à un deuxième point d'impact ou de compression. Il en va de même pour certaines infections bactériennes ou virales qui peuvent affecter les régions articulaires et cartilagineuses. Les personnes qui souffrent d'une infection articulaire ou d'une infection à staphylocoque ont ces zones des articulations détériorées et courent un risque plus élevé de développer une arthrite même après le traitement de l'infection. Même après la guérison de la blessure, la réparation du cartilage n'est plus la même qu'avant la blessure. Il pourrait y avoir des failles dans le processus de guérison. Les dommages aux articulations persistent et les symptômes de l'arthrite peuvent commencer à apparaître plus tôt dans la vie de ces patients.

Il est également important de comprendre comment certains choix de mode de vie peuvent entraîner un risque plus élevé d'arthrite. Les personnes qui ont tendance à vivre une vie de haute activité sportive ou d'activité physique extrême peuvent ressentir des symptômes d'arthrite plus tôt, comme les athlètes professionnels, les cascadeurs, etc. exercez des pressions répétées sur les articulations, comme le cyclisme ou la course à pied. L'activité répétée sur une période de temps peut décomposer lentement les articulations et le cartilage et amener un athlète à développer de l'arthrite même s'il n'est pas encore proche de l'âge auquel l'arthrite survient habituellement. À l'inverse, un exercice modéré a tendance à minimiser les symptômes et peut en fait donner à un muscle plus de force et de flottabilité. Les médecins encourageront les patients à mettre en œuvre une courte routine d'exercice dans leur journée pour soulager la douleur et l'enflure de leurs articulations. C'est l'activité répétée et à long terme à laquelle les gens peuvent participer pendant un quart de travail de huit heures par jour qui peut causer des dommages. Cela inclut même des mouvements mineurs comme pousser un chariot ou taper sur un clavier. C'est souvent pourquoi les emplois qui impliquent du travail manuel ou des mouvements répétitifs incitent les employés à s'arrêter souvent pour des pauses comme mesure préventive pour essayer de minimiser les dommages. Ces employés sont invités à se promener ou à arrêter leurs mouvements répétitifs pendant au moins 15 à 30 minutes toutes les quelques heures pour donner au corps une pause et soulager ces articulations du stress répété.

Malgré ces facteurs de risque et ces conditions environnementales, il est important de se rendre compte que l'arthrite elle-même est une maladie courante et que les scientifiques pensent que tous les humains seront un jour atteints. C'est tout à fait naturel étant donné l'usure de notre corps et la fragilité que nous devenons en vieillissant. Qu'il y ait des antécédents familiaux ou non, l'arthrite peut être une maladie avec laquelle nous luttons tous dans notre avenir et avec laquelle nous voyons nos proches âgés vivre maintenant. La prochaine étape consiste à nous renseigner sur ce trouble afin que nous puissions reconnaître les signes et obtenir de l'aide au besoin. Qu'il s'agisse de médicaments, de physiothérapie ou de suppléments supplémentaires, votre corps aura besoin d'aide pour combattre cette maladie. L'intégration de saines habitudes alimentaires dans votre vie peut être en mesure de soulager la douleur ou, du moins, de ralentir la dégradation de vos os à mesure que vous accumulez plus de vitamines et de minéraux.

Chapitre 4: Comprendre l'inflammation et l'arthrite

Afin de bien comprendre l'inflammation et les douleurs articulaires qui en résultent, il est important de comprendre comment le système immunitaire du corps utilise l'inflammation de manière normale. Comme nous en avons discuté brièvement dans le chapitre 1, le système immunitaire du corps composé principalement de globules blancs agit pour combattre les infections et les bactéries. Cela fait partie du processus de guérison du corps, car les cellules travaillent en heures supplémentaires pour lutter contre une infection. C'est un système de défense mis en place par notre corps pour se protéger et les globules blancs sont la première ligne d'attaque. Lorsqu'ils sont attaqués, soit par une infection, soit par une blessure ouverte, les globules blancs reçoivent rapidement des hormones de facteur de croissance et envoient des nutriments à la zone touchée. Ils se précipitent et combattent l'infection et ingèrent d'autres radicaux étrangers dans la région. L'enflure se produit naturellement parce que le mouvement des cellules sanguines et des hormones vers la zone entraîne également du liquide. C'est pourquoi les nerfs de la zone deviennent si sensibles au toucher.

Lorsque l'inflammation survient naturellement en raison de la lutte contre une infection, c'est parce que le corps libère des produits chimiques dans la circulation sanguine ou dans les tissus affectés. Ces produits chimiques augmentent le flux sanguin vers la zone et la zone peut devenir rouge ou chaude. Parfois, les produits chimiques peuvent fuir du liquide autour des tissus et c'est là que le gonflement se produit. Les nerfs de la zone deviennent surexcités et la zone devient très sensible au toucher. Avez-vous déjà remarqué cela lorsque vous avez eu une blessure? La zone peut ressentir des brûlures ou des démangeaisons et vous ne pouvez pas vous empêcher de ressentir une sensation de picotement comme si vous vouliez vous gratter. C'est parce que, dans la zone localisée de la blessure, les cellules travaillent ensemble en heures supplémentaires pour vous guérir. C'est la même fonction qui se produit lorsque vous avez mal à la gorge. L'inflammation dans la zone est due au fait que le corps lutte contre une infection. C'est ce qu'on appelle une inflammation aiguë qui est simplement le corps réagissant à un agent étranger ou à une blessure. Habituellement, une fois l'infection passée, le gonflement disparaîtra et la zone redeviendra normale.

Avec l'arthrite inflammatoire, l'inflammation se produit sans raison. Il n'y a aucune infection ou blessure qui nécessite une guérison - c'est simplement le corps qui se retourne sur lui-même et provoque l'apparition des symptômes d'inflammation. Ces symptômes, tels que la douleur, la raideur et l'enflure, commencent à affecter un individu dans ses activités quotidiennes et l'utilisation des articulations. Finalement, l'activité accrue au niveau des articulations peut user le cartilage des os et même faire gonfler la muqueuse des articulations. L'inflammation peut même commencer à se produire sur le site des principaux organes, tels que les yeux, les reins, les poumons ou le cœur. Les symptômes d'inflammation doivent être évalués immédiatement avec des antécédents médicaux complets et un examen physique effectué. D'autres tests tels que les rayons X et les tests sanguins devraient également être étudiés pour évaluer dans quelle mesure les dommages ont progressé et s'il existe un moyen de les inverser. Ce type d'inflammation persistante à long terme est appelé inflammation chronique et de nombreuses maladies auto-immunes entrent dans cette catégorie. Asthme, allergies, maladies inflammatoires de l'intestin, lupus, maladie de Crohn ... tout cela tombe dans la catégorie des maladies avec inflammation chronique. Le corps envoie par erreur des signaux aux organes pour qu'ils deviennent enflammés même s'il n'y a pas de menace. Les globules blancs arrivent dans la zone et ne trouvent aucune menace, ils commencent donc à attaquer les propres cellules et tissus du corps.

Il est difficile d'imaginer le phénomène scientifique de la douleur, mais la sensation de douleur est la réponse du corps pour nous avertir d'une blessure. Dans le cas de l'arthrite, il y a une blessure à vos articulations dont le corps prend conscience et envoie des alertes. Les tissus endommagés autour des articulations libèrent des neurotransmetteurs chimiques qui transportent le message dans votre moelle épinière et dans votre cerveau. Le cerveau traite le signal qu'il a reçu et renvoie un signal à vos nerfs moteurs pour qu'ils réagissent. Par exemple, lorsque vous vous coupez, le message est instantanément envoyé à votre cerveau et vous éloignez votre main.

Il est important de noter que les affections communément connues de douleurs musculaires et de maux de dos ne sont pas nécessairement liées à l'arthrite et aux douleurs articulaires. La douleur des tissus mous est ressentie dans les tissus plutôt que dans les articulations. Cela a tendance à se produire lorsque des parties du corps sont surutilisées à plusieurs reprises ou en raison d'une blessure. Les maux de dos peuvent être dus à de nombreux facteurs, tels que des dommages aux nerfs, aux os, aux articulations, aux muscles ou aux ligaments. Si ces symptômes sont temporaires et peuvent être revécus assez facilement avec des médicaments ou un massage, ils ne relèveraient pas de la catégorie des inflammations chroniques qui continuent à se produire pendant une période de temps plus longue.

Chapitre 5: Comment gérer la douleur arthritique

La bonne nouvelle est que la science a progressé rapidement pour lutter contre les types d'arthrite découverts. Ces maladies sont souvent diagnostiquées correctement maintenant au lieu de simplement passer pour des «vieux os qui grincent», en particulier chez les patients âgés. Les types d'arthrite non inflammatoires peuvent souvent être traités avec des analgésiques en vente libre. Souvent, un changement de style de vie, comme une perte de poids, et une routine d'activité physique peuvent aider à soulager les symptômes.

En fait, les médecins prescrivent souvent une thérapie physique pour aider les patients âgés ou sédentaires atteints d'arthrite à se familiariser progressivement avec l'activité physique. Cela est particulièrement vrai pour les patients âgés qui ont du mal à être mobiles et qui ont besoin d'un coup de pouce pour intégrer un régime d'exercice à leur style de vie. La thérapie physique individuelle est spécifiquement conçue pour ce dont le patient a besoin et quel est le meilleur remède pour son état. Qu'il s'agisse de douleurs articulaires au bras ou au genou, votre thérapeute travaillera avec vous pour créer une routine pour exercer la zone articulaire touchée. Parfois, un thérapeute peut également utiliser des techniques de massage ou utiliser de la glace ou des compresses chauffantes pour soulager la douleur.

La thérapie par l'eau est également une excellente forme de thérapie spécialisée qui peut soulager les patients. L'eau soutient le poids d'un individu et exerce moins de pression sur les muscles et les articulations. Il fournit une résistance à vos muscles qui à leur tour les exerce et les rend plus forts. Ceci est très utile pour les patients qui pourraient être en surpoids et qui commencent tout juste à faire de l'exercice. Cela donne à une personne, en particulier une personne âgée, une flottabilité et une légèreté pour les aider à se sentir plus agiles qu'elles ne l'ont peut-être depuis des années! Beaucoup de gens pensent à tort aux exercices aquatiques comme à la natation ou à la plongée, mais ce n'est pas le cas. Au lieu de cela, ce sont simplement des exercices qui sont exécutés pendant que la personne est debout dans l'eau qui est à peu près au niveau de la taille ou des épaules. La pratique régulière d'exercices aquatiques peut aider à soulager la douleur chez les patients et à améliorer le mouvement de leurs articulations de la hanche ou du genou.

La thérapie peut être quelque chose que vous payez ou est prescrite par votre médecin si vous avez besoin de soins plus spécialisés, mais un exercice régulier à l'ancienne est quelque chose que tout médecin recommandera. (Gardez à l'esprit que cela varie d'un cas à l'autre, car l'arthrite d'une personne peut être plus grave ou associée à d'autres maladies.) L'exercice est considéré comme l'un des meilleurs moyens de gérer la douleur chez les patients souffrant d'arthrose. Leur douleur peut même être réduite s'ils font de l'exercice régulièrement. La marche est l'une des meilleures façons de faire de l'exercice sans ajouter trop de stress aux articulations. En tant qu'exercice aérobie, il renforce également le cœur et abaisse la tension artérielle. Chez les patients souffrant d'arthrite en particulier, il tonifie les muscles qui soutiennent les articulations du corps et, à mesure que vous vieillissez, il peut ralentir la perte de masse osseuse. Des études ont montré que les personnes souffrant d'arthrite mais qui participaient fidèlement à une routine d'exercice étaient moins susceptibles d'avoir besoin d'une arthroplastie de la hanche que les patients arthritiques qui ne faisaient pas d'exercice. Les patients qui ont fait de l'exercice ont même déclaré avoir une meilleure santé physique globale et plus de flexibilité et d'amplitude de mouvement.

Il existe quelques types d'exercices recommandés pour les patients atteints d'arthrite pour aider à soulager leur douleur et la raideur de leurs mouvements.

- Exercices de flexibilité: ces exercices font référence à l'amplitude de mouvement avec laquelle un patient peut avoir des difficultés. Par exemple, l'articulation ne se déplace pas au mouvement complet auquel elle était auparavant. Peut-être que quelqu'un a mal au genou où il ne peut plus étirer sa jambe comme avant. Les exercices de flexibilité se concentrent sur l'étirement doux et l'élargissement de la plage de mouvement de cette articulation. Un thérapeute peut d'abord vous montrer quel type d'exercices effectuer et comment étirer l'articulation et les muscles environnants, mais ces exercices peuvent facilement être effectués dans le confort de votre maison sans aide. Les effectuer régulièrement peut aider à retrouver la souplesse de ces articulations. C'est comme le dit le vieil adage - la pratique rend parfait! Vous ne pourrez peut-être pas retrouver une amplitude de mouvement complète, mais cela peut certainement être mieux qu'avant.

- Exercices de renforcement: Ces exercices visent à renforcer les muscles. Des muscles forts travaillent pour protéger les articulations du corps. Plus vos muscles sont forts, plus ils peuvent fournir de coussin aux articulations affectées par l'arthrite. Les exercices de renforcement peuvent être effectués avec une gamme de poids moyens à légers, et ceux qui peuvent être attachés à vos pieds pour renforcer les muscles des jambes. Ces exercices doivent également être effectués plusieurs fois par semaine pour continuer à exercer les muscles et développer l'endurance.

- Exercices d'endurance: ils sont également appelés exercices d'aérobie car ils renforcent le muscle cardiaque. Ces exercices comprennent des choses comme la marche, le vélo, la natation ou l'utilisation de l'elliptique ou du tapis roulant. Des activités comme celle-ci renforcent l'endurance d'une personne et rendent ses poumons plus efficaces. Non seulement cela, mais il fournit également de l'exercice physique pour tout le corps, vous permettant d'étirer et d'exercer de nombreuses articulations, muscles et ligaments.

Lorsqu'il s'agit de décider à quelle fréquence vous devriez faire de l'exercice, il est important que chaque patient suive les conseils de son physiothérapeute ou de son médecin. En règle générale, des exercices de flexibilité ou d'amplitude de mouvement doivent être effectués tous les jours pour aider l'articulation à se familiariser avec les nouveaux étirements. D'autres exercices doivent être effectués pendant au moins 20 minutes plusieurs fois par semaine, mais tout dépend de la vigueur de l'exercice. Il est également important que les patients soient conscients de leur propre arthrite et de la fragilité de leur état. Selon l'âge, la gravité de la maladie et l'amplitude des mouvements, vos activités doivent correspondre à vos capacités et à votre style de vie. Par exemple, une personne âgée souffrant d'arthrite sévère devrait pratiquer un sport à fort impact, mais rester limitée à ses exercices de flexibilité. Une personne plus jeune peut encore être capable de faire du jogging ou de nager plusieurs fois par semaine pour garder ses articulations et ses muscles forts et en bonne santé pour le cœur. Les patients souffrant d'arthrite voudront se déplacer lentement et prudemment dans leur routine pour éviter toute fracture ou blessure. Assurez-vous toujours de vous échauffer et de vous rafraîchir avec suffisamment de temps d'étirement avant et après l'entraînement pour détendre correctement vos muscles! Il existe de nombreuses catégories de médicaments qui aident également à soulager les douleurs articulaires et l'inflammation.

Il existe des anti-inflammatoires non stéroïdiens qui réduisent la douleur et l'inflammation. Ceux-ci ont tendance à être disponibles en vente libre, tels que Advil, Motrin et Aleve. Ils sont même disponibles sous forme de crèmes ou de patchs à appliquer sur la zone à problème pour plus de facilité. C'est idéal pour voyager ou pour avoir postulé si vous restez assis pendant une longue période. Les analgésiques sont une catégorie ou un médicament qui peut réduire la douleur de l'arthrite mais n'affectera pas l'inflammation. Le Tylenol, ou acétaminophène, est disponible en vente libre, mais les narcotiques comme Percocet, Oxycontin ou Vicodin ne peuvent être prescrits que par un médecin. Avant qu'un patient ne progresse vers des médicaments plus puissants contenant de l'oxycodone ou de l'hydrocodone, il devrait avoir combattu l'arthrite pendant une période plus longue et ne pas trouver de soulagement avec des méthodes alternatives. Parce que ces médicaments ont des propriétés addictives, leur utilisation devrait être étroitement surveillée par un médecin.

Pour l'arthrite associée à l'inflammation, les médicaments antirhumatismaux modificateurs de la maladie agissent pour empêcher le système immunitaire de s'attaquer lui-même et les articulations, ou du moins ralentir l'attaque. Ces médicaments sont prescrits aux patients atteints de polyarthrite rhumatoïde. Les corticostéroïdes suppriment le système immunitaire et agissent pour réduire l'inflammation à la vue de la douleur. Les patients présentant des troubles inflammatoires plus graves classés dans la catégorie des maladies auto-immunes devraient être étroitement surveillés avec des tests réguliers et des visites chez le médecin.

Comme nous l'avons mentionné dans le chapitre précédent, l'obésité est également un facteur de risque d'arthrite. Pour cette raison, il est logique que l'une des premières choses qu'un médecin prescrirait à un patient obèse soit la perte de poids. Plus vous portez de poids corporel en excès, plus la progression de l'arthrite peut également se produire rapidement. Le cartilage au niveau des articulations commence à s'user plus rapidement en raison de l'excès de poids qu'il portait. La perte de poids peut réduire le stress sur les articulations. Les gens remarqueront souvent une atténuation de leurs symptômes d'arthrite lorsqu'ils perdent une quantité importante de poids et maintiennent un mode de vie qui maintient les kilos en trop. Ils commencent à se sentir mieux physiquement et à faire l'expérience d'une plus grande amplitude de mouvement qu'auparavant. Il s'agit simplement de déclarer qu'un patient ne doit pas être offensé si un médecin lui recommande de perdre du poids. La recherche montre que ce sera bénéfique à long terme.

Chapitre 6: Habitudes alimentaires saines

Pour suivre une alimentation saine pour lutter contre l'arthrite, il est important de savoir quel type de régime vous devez définir. Vous devez être sûr de manger des aliments riches en nutriments et éviter les collations sucrées ou grasses qui peuvent provoquer une inflammation ou déclencher une prise de poids qui aggraverait encore votre arthrite. Les recherches suggèrent que le type de régime que vous mangez, associé au fait que vous faites de l'exercice, peut jouer un rôle majeur dans la progression de votre maladie et des symptômes que vous présentez. Il n'y a pas de remède magique pour ces maladies, mais une variété d'aliments et une alimentation équilibrée peuvent profiter à une personne qui présente des symptômes d'arthrite.

Les recherches concernant les patients et les ingrédients laitiers ne sont pas concluantes malgré les preuves montrant les deux côtés. Une étude publiée en 2015 dans le Journal of Nutrition a révélé que la consommation de produits laitiers augmentait l'inflammation chez un groupe d'adultes sélectionnés pour l'échantillon. Une étude similaire a révélé que les patients souffrant d'arthrose qui consommaient plus de produits laitiers étaient plus susceptibles d'avoir besoin d'une intervention chirurgicale pour une arthroplastie de la hanche. D'un autre côté, de nombreuses études montrent que manger plus de yaourt et boire plus de lait peut réduire le risque de goutte, une maladie auto-immune que nous avons mentionnée plus tôt et qui met également en valeur l'arthrite. Les preuves contradictoires peuvent laisser les patients déchirés sur la manière d'incorporer les produits laitiers dans leur alimentation quotidienne. La plupart des recherches ont brossé un tableau positif des produits laitiers. Une étude récente de 2017 a révélé que les produits laitiers avaient des effets anti-inflammatoires bénéfiques, sauf chez les personnes allergiques au lait de vache. Gardez à l'esprit que «produits laitiers» ne se réfère pas seulement au lait, mais aussi à la crème glacée, au fromage et au yogourt. Il existe de nombreux produits alimentaires à considérer dans cette catégorie. La bonne nouvelle est que la recherche sur le yogourt est revenue de manière toujours positive. Les probiotiques qu'il contient sont associés à une diminution de la résistance à l'insuline et à une diminution de l'inflammation dans le corps. Comme pour tout autre régime, la modération est essentielle. La suralimentation de produits laitiers riches en matières grasses ou de produits sucrés n'aidera pas en termes de perte de poids, ce qui est également très important pour minimiser l'inflammation.

Certaines personnes trouvent que le fait d'éviter certains aliments peut réduire leurs poussées arthritiques. Par exemple, si un certain type de lait est associé à des symptômes négatifs, vous pouvez essayer un régime d'élimination et arrêter de le manger pendant un certain temps. Cela peut vous montrer comment votre corps réagit et il est possible que vous vous sentiez mieux sans le lait de vache.

Un autre débat qui a surgi est le concept des aliments biologiques. Il n'y a aucune preuve solide que les soutiens à manger des aliments biologiques peuvent minimiser vos chances de contracter des maladies auto-immunes ou de l'arthrite. Mais il peut être judicieux de minimiser votre exposition aux produits chimiques indésirables en choisissant un régime biologique. Lorsque vous mangez des aliments provenant de fermes conventionnelles qui utilisent des hormones ou des produits chimiques, vous les ingérez également chaque fois que vous avez des œufs, de la viande ou du fromage. Mais à part cela, erreur logique, il n'y a aucune preuve que les aliments conventionnels sont mauvais pour les personnes souffrant d'arthrite. Il est important que même si vous n'achetez pas de produits biologiques, vous consommez toujours une alimentation riche en fruits et légumes. Tous les fruits et légumes doivent être lavés à fond ou dans un rinçage à l'eau et au vinaigre pour éliminer les résidus de pesticides nocifs. Si vous pouvez vous le permettre, essayez d'acheter des produits biologiques, comme ceux avec une peau extérieure douce que vous consommez directement, comme des pêches, des épinards ou des poivrons. Le consensus des médecins est qu'une portion d'au moins 5 fruits et légumes par jour est considérée comme saine pour un patient souffrant d'arthrite. Si vous êtes préoccupé par d'éventuels pesticides ou hormones de croissance, acheter des aliments biologiques ou sans OGM relève de votre choix personnel.

Les antioxydants contenus dans les produits ont tendance à combattre l'inflammation et sont également une source majeure de nutriments. Avoir une variété de fruits et de légumes vous donne la possibilité de prendre plus de vitamines et de nutriments. Essayez d'incorporer davantage de légumes à vos collations. Par exemple, si vous prenez un sandwich, au lieu d'une tranche de fromage ou de tranches de viande à faible teneur en sodium, ajoutez des légumes pour obtenir également une portion de produits. Si vous prévoyez d'avoir une salade, essayez d'ajouter des fruits ou des noix pour augmenter les protéines que vous consommez et surprenez vos papilles gustatives!

En ce qui concerne les choix de viande et de fruits de mer dans votre alimentation, le poisson est encouragé car il constitue une excellente source d'acides gras oméga-3 anti-inflammatoires. Il peut être facilement remplacé par de la viande rouge dans votre alimentation, surtout si vous êtes à risque de maladie élevée ou si vous avez un taux de cholestérol élevé. Si vous ne savez pas par où commencer pour choisir le poisson, vous avez le choix entre des dizaines de variétés! Si votre épicerie locale n'a pas beaucoup d'options, essayez de trouver un marché aux poissons local pour trouver des options fraîches. Évitez les viandes transformées qui ont tendance à contenir des agents de conservation et qui sont riches en sodium. Essayez d'acheter plus de morceaux de viande maigres avec du gras paré. La dinde et le poulet sont également des substituts plus sains à la viande rouge.

Faites de la place dans votre alimentation pour les céréales complètes comme les céréales et les pâtes. Au lieu du riz blanc qui a tendance à être riche en glucides, essayez d'expérimenter des alternatives comme le quinoa ou le blé. Vous pouvez même trouver des pâtes à base de légumes ou de pois chiches afin qu'elles soient plus faibles en amidons et en sucres. Assurez-vous de lire les ingrédients lorsque vous essayez de nouveaux produits pour vous assurer que vous obtenez les protéines dont vous avez besoin et que les produits sont faibles en sucre et en glucides.

Essayez de supprimer les collations emballées et transformées de votre alimentation. La teneur en sucre et en sel de ces produits pose des problèmes de santé et ne contribue pas à un mode de vie amaigrissant. Il existe des alternatives plus saines qui ont leurs collations à base de légumes ou de légumineuses à la place, comme les chips de lentilles ou les pois chiches grillés. Assurez-vous de lire attentivement l'étiquette lorsque vous cherchez une nouvelle collation pour vous assurer qu'elle est aussi saine qu'elle pourrait créer une dépendance! Si votre épicerie locale n'a pas beaucoup d'options saines, vous devrez peut-être trouver une épicerie biologique locale ou parcourir en ligne pour voir quelles options sont disponibles. Cela implique également de faire attention aux aliments en conserve que vous achetez. Vous voulez être sûr de toujours vidanger le liquide dans les boîtes et de rincer les haricots, les fruits ou tout ce que vous allez manger. Vous voulez être sûr que les fruits se sont conservés dans leur propre jus, et non dans un sirop sucré qui contient des calories. Il existe des tonnes de haricots et de lentilles en conserve faciles à conserver et à préparer pour préparer une recette végétarienne rapide. Assurez-vous que le niveau de sodium est de 5% ou moins par portion.

Il est important de noter qu'aucune recherche ne prouve que le respect d'un régime végétalien ou végétarien puisse être le remède contre l'inflammation. En fait, les études à ce sujet sont mitigées. Certaines études ont montré que les personnes qui suivaient strictement un régime végétarien n'avaient aucun soulagement de la douleur ou de la raideur dans leurs articulations par rapport au groupe témoin qui suivait un régime traditionnel avec de la viande. D'autres études ont montré que les patients qui suivaient un régime végétalien pendant des mois à la fois avaient tendance à avoir une amélioration de leurs articulations enflées et moins de raideur le matin par rapport au groupe témoin. Avec ces résultats mitigés, les médecins ne vous demanderont pas de suivre un mode de vie végétalien ou végétarien. Il est important de noter cependant qu'un mode de vie sans viande peut entraîner une baisse du cholestérol et de la tension artérielle et réduire vos chances de devenir obèse. Mais il y a aussi des inconvénients à ces choix de régime. Les végétariens, et en particulier les végétaliens, ont tendance à avoir des niveaux plus faibles de vitamines dans leur sang, ainsi qu'un faible taux de calcium et d'acides gras. Ces substances sont essentielles à la santé des os. Les végétariens ont également tendance à avoir des niveaux plus bas de HDL qui est le «bon cholestérol».

Si vous envisagez d'apporter un changement majeur à votre régime alimentaire pour soulager votre inflammation ou votre arthrite, il est important que vous parliez d'abord à votre médecin des risques et des raisons. Il existe d'autres moyens de réduire votre consommation de viande, par exemple en ajoutant un «lundi sans viande» à votre horaire hebdomadaire ou en incorporant plus souvent un accompagnement de légumes ou une salade. Si vous décidez de supprimer entièrement la viande de votre alimentation, votre médecin devra peut-être effectuer une analyse sanguine pour voir s'il existe des suppléments vitaminiques que vous devriez prendre par voie orale.

Aliments qui combattent l'arthrite

Bien qu'il n'y ait pas de remède direct pour l'arthrite et qu'il s'agisse vraiment d'un mode de vie équilibré d'exercice, d'alimentation et de médicaments, certains aliments sont censés combattre l'arthrite. L'ajout de ces éléments à votre alimentation régulière pourrait soulager vos symptômes d'inflammation. Voici une liste pour débutants de ce que vous devriez essayer et incorporer dans vos repas!

- Poisson: Le poisson est une source de protéines riche et riche en acides gras oméga-3 qui combattent l'inflammation. Les médecins recommandent au moins 3 à 4 onces de poisson consommées deux fois par semaine. Thon, maquereau, hareng, saumon ... quel que soit votre favori, essayez-le au dîner une à deux fois par semaine pour obtenir les nutriments dont vous avez besoin.

- Tofu: Si vous êtes végétarien et que vous n'avez pas de poisson ou de viande comme source de protéines, le soja comme le tofu et l'edamame sont d'excellentes alternatives qui peuvent également fournir des acides gras oméga-3. Ces substituts sont riches en protéines mais faibles en gras, ce qui en fait un excellent substitut.

- Huile d'olive extra vierge: Cette huile était autrefois considérée comme un luxe car elle possède des propriétés médicinales similaires aux anti-inflammatoires. Lorsque vous luttez contre l'arthrite, il est même important de connaître le type d'huile de cuisson que nous utilisons. Y compris l'huile d'olive, l'huile de noix, l'huile de carthame et l'huile d'avocat ont également des propriétés qui peuvent réduire le cholestérol et une teneur élevée en acides gras oméga-3.

- Baies: les anthocyanes ont fait l'objet de recherches et ont un effet anti-inflammatoire et peuvent réduire la fréquence des crises de goutte chez les patients atteints de cette maladie auto-immune. Parallèlement à ces bienfaits pour la santé, les anthocyanes ont tendance à donner aux fruits leur riche couleur pourpre ou rouge, comme dans les cerises, les fraises, les myrtilles et les mûres. Toute la famille des baies!

- Produits laitiers: malgré ce que nous avons mentionné précédemment à propos des études menées sur les symptômes des produits laitiers et de l'arthrite, le lait, le fromage et le yogourt sont tous riches en vitamine D et en calcium, essentiels pour l'organisme. Ils sont tous deux nécessaires pour augmenter la solidité des os, il est donc important qu'ils soient consommés modérément. Si vous êtes intolérant au lactose ou avez une sensibilité aux produits laitiers, vous devrez alors rechercher des substituts qui fonctionnent pour vous. Les légumes à feuilles et les lentilles sont un excellent substitut pour ceux qui peuvent être allergiques aux produits laitiers.

- Ail: des études ont montré que les personnes qui consommaient plus d'aliments de la famille des alliums, comme les oignons, les poireaux et l'ail, présentaient moins de signes d'arthrose. L'ail cru lui-même présente de nombreux avantages pour la santé, comme l'abaissement de la glycémie et la régulation de la pression artérielle. Vous voulez essayer de le consommer sous sa forme crue ou semi-cuite autant que vous le pouvez, car il perd beaucoup de ces propriétés une fois cuit. Il a été constaté que l'ail bloquait même la présence d'enzymes qui endommagent le cartilage dans le corps - ce qui est une excellente nouvelle pour les patients souffrant d'arthrite. Alors, hachez un peu d'ail cru et ajoutez-le comme garniture à votre soupe ou salade pour profiter des avantages qu'il peut apporter!

- Brocoli: Le brocoli est riche en vitamines C et K et contient un composé appelé sulforaphane qui, selon les chercheurs, peut ralentir la progression de l'arthrose. Il est également riche en calcium, ce qui est bénéfique pour la construction d'os solides.

- Thé vert: nous entendons parler depuis des années des bienfaits de cette boisson et des antioxydants qu'elle apporte au corps. Les chercheurs ont étudié l'antioxydant épigallocatéchine-3-gallate (EGCG) qui arrête la production de molécules qui causent des lésions articulaires chez les patients atteints de polyarthrite rhumatoïde. Si vous êtes un grand buveur de café, essayez plutôt une tasse de thé vert!

- Agrumes: pamplemousses, oranges, clémentines ... vous l'appelez! La famille des agrumes est riche en vitamines et agit pour prévenir l'arthrite et maintenir des articulations saines dans le corps. Un autre bon conseil est d'utiliser du jus de citron ou de citron vert frais dans les recettes au lieu du type concentré.

- Noix: Les noix sont l'une de ces rares friandises riches en bonnes graisses, elles sont donc considérées comme «saines pour le cœur», avec modération, bien sûr. Ils contiennent également de nombreuses vitamines bénéfiques comme le calcium, le zinc, la vitamine E, les protéines et les fibres. Ils sont utiles si vous essayez de perdre du poids, car une poignée d'entre eux peut être très copieux et vous permettre de réduire les portions que vous consommez. Il existe des tonnes d'options pour que vous trouviez exactement la noix parfaite pour vous. Pistaches, amandes, noix, pignons de pin, noix de macadamia ... tout y est! Assurez-vous cependant que vous consommez ces noix sous leur forme brute. Si vous vous penchez davantage vers la version enrobée de chocolat ou salée, vous annulez les avantages pour la santé.

- Grains entiers: alors que la plupart des régimes vous inciteraient à éviter les glucides, les grains entiers sont uniques car ils procurent l'effet bénéfique d'abaisser les niveaux de protéine C-réactive dans le sang. La protéine C-réactive a tendance à être trouvée avec des signes d'inflammation dans le corps et est associée à un risque accru de diabète, de polyarthrite rhumatoïde et même de maladie cardiaque. L'inclusion de choses comme le riz, les céréales à grains entiers et la farine d'avoine faible en gras dans votre alimentation est un excellent moyen de maintenir de faibles niveaux de cette protéine dans votre circulation sanguine. La recherche a montré que les personnes qui consommaient moins de grains entiers dans leur alimentation avaient tendance à avoir des marqueurs d'inflammation plus élevés. La fibre présente dans les grains entiers contribue également à la perte de poids.

- Haricots: Les haricots constituent une excellente source peu coûteuse de vitamines et de minéraux sains tels que le zinc, le potassium, le fer et les protéines. Les haricots et les légumineuses sont bien connus pour les avantages qu'ils procurent au système immunitaire. Vous n'avez pas à créer une recette sophistiquée si vous ne savez pas comment les incorporer à un repas - ayez simplement des haricots en conserve à portée de main et ajoutez-en une poignée à votre salade ou à votre bol de riz. Les haricots rouges, les haricots Pinto et les haricots rouges sont particulièrement bons pour garder le cœur en bonne santé.

Aliments qui combattent l'inflammation

Comme indiqué ci-dessus, il n'y a pas de remède direct pour l'arthrite et il s'agit de gérer un mode de vie sain qui comprend votre alimentation, l'exercice et les médicaments si nécessaire. Les chercheurs ont découvert qu'un régime ressemblant à un régime méditerranéen est en fait très utile pour lutter contre l'inflammation. Ce régime est composé de beaucoup de légumes, de poisson et d'huile d'olive au lieu d'un autre type d'huile dans la cuisine. Certains aliments se sont avérés bénéfiques et peuvent combattre les symptômes de l'arthrite. Les ajouter à votre alimentation habituelle pourrait soulager vos symptômes. Voici une liste pour débutants de ce que vous devriez essayer et acheter et incorporer dans vos repas!

- Poisson: comme indiqué ci-dessus, le poisson est une excellente alternative à la viande rouge, en particulier chez les patients qui sont également aux prises avec un taux de cholestérol élevé ou à risque de maladie cardiaque. Le poisson contient de grandes quantités d'acides gras oméga-3 qui contribuent à réduire les quantités d'interleukine-6 et de protéine C-réactive (CPR) dans le corps. Ces deux protéines sont impliquées dans la création d'une inflammation dans le corps. La recherche encourage les patients atteints d'inflammation à avoir au moins 3 à 4 onces de poisson deux fois par semaine. Qu'il s'agisse de thon, de sardines, de saumon, de hareng ou de maquereau ... choisissez un type de poisson que vous aimez le plus et donnez-lui une place dans votre menu hebdomadaire. Grillé, fumé, frit ... les options sont infinies!

• Fruits colorés: les anthocyanes sont des antioxydants naturellement présents dans les fruits colorés tels que les framboises, les mûres, les cerises et les fraises. On le trouve également en grande quantité dans les légumes à feuilles comme le brocoli, le chou frisé et les épinards. Ceux-ci agissent pour combattre naturellement l'inflammation dans le corps. Assurez-vous d'incorporer au moins 2 à 3 portions de fruits et légumes dans votre journée. Il s'agit d'avoir une variété de ces fruits afin que vous puissiez naturellement absorber autant d'antioxydants que vous le pouvez. La pastèque est particulièrement bénéfique car elle contient de la choline, un inhibiteur qui bloque les signes d'inflammation dans le réseau des globules blancs du corps.

• Noix ou graines: les noix sont d'excellentes collations riches en graisses mono-saturées, ou les «bonnes graisses» qui combattent l'inflammation dans le corps. En plus de cela, ils sont pleins de fibres et très copieux. Ils sont un excellent ajout à votre alimentation, surtout si vous essayez de réduire la quantité que vous mangez tout au long de la journée. Cela peut vous combler, combattre l'inflammation et même vous aider à perdre quelques kilos! Il existe des tonnes d'options saines pour les noix, alors parcourez l'allée des collations et voyez quels sont vos favoris. Il y a des noix, des pistaches, des amandes ou une combinaison saine de tout ce qui précède! Assurez-vous de choisir des noix naturelles sans aucun additif, ni sucre ni sel, ce qui irait à l'encontre de l'objectif d'une telle collation saine. Essayez de manger une poignée de noix par jour pour combattre l'inflammation et augmenter votre «bon» cholestérol.

- Haricots: les haricots sont une autre substance qui contient naturellement des composés anti-inflammatoires et regorge d'antioxydants. Et ils sont également très rentables! Vous pouvez les acheter déjà préparés dans des canettes ou acheter un gros sac à conserver dans votre garde-manger. Ils regorgent de nutriments tels que l'acide folique, les protéines, le fer, le potassium et le zinc. Il existe également de nombreuses variétés afin que vous puissiez choisir celle que vous préférez. Haricots noirs, haricots Pinto, pois chiches, haricots rouges ... nous espérons que vous avez un favori que vous pouvez incorporer dans votre alimentation au moins deux fois par semaine.

- Huile d'olive: Il y a une raison pour laquelle l'huile d'olive est parfois appelée «nectar des dieux». Il contient des graisses mono-saturées saines pour le cœur et des tonnes d'antioxydants naturels qui agissent pour réduire l'inflammation dans le corps. Quelques cuillères à café utilisées en cuisine peuvent suffire pour que vous puissiez profiter des bienfaits de cette huile miraculeuse. L'huile d'olive extra vierge est moins transformée et contient encore plus de nutriments que l'huile d'olive standard. Cependant, il peut être cher, vous pouvez donc le conserver pour une utilisation sur les salades comme vinaigrette ou dans les soupes. Vous voulez être sûr que lorsque vous ingérez de l'huile d'olive, vous la gardez à basse température ou à température ambiante. Une chaleur élevée détruit la structure des polyphénols de l'huile ou des composés naturels qui procurent les bienfaits pour la santé que nous avons décrits. Évitez de l'utiliser pour la friture ou la cuisson au four, mais assurez-vous de l'incorporer dans vos vinaigrettes ou d'en ajouter un peu à vos pâtes avant un repas.

• Fibres: les fibres sont une autre excellente source qui contribue à réduire l'inflammation dans le corps. Il réduit la quantité de protéines C-réactives (PCR) dans la circulation sanguine (ce sont l'une des nombreuses protéines qui provoquent une inflammation). La recherche a révélé que l'ingestion de fibres par le biais de la nourriture fonctionne mieux pour réduire les niveaux de PCR que de simplement prendre des suppléments en vente libre. Pour cette raison, il est important que les patients aient une alimentation riche en fibres. Qu'il s'agisse de légumes (comme les pommes de terre, le céleri ou les carottes), de fruits (bananes, pommes et oranges) ou de grains entiers (comme l'avoine ou les céréales riches en fibres), assurez-vous d'avoir une alimentation riche en fibres. Vous pouvez également demander à votre médecin d'ajouter un supplément de fibres à votre alimentation si vous pensez que vous ne mangez pas suffisamment.

• Oignons: poireaux, oignons, ail et oignons verts ... tous ces membres de la famille des alliums sont liés à la diminution de l'inflammation dans le corps. Les oignons contiennent de la quercétine, un composé qui inhibe les histamines qui provoquent une inflammation, comme lorsque vous avez une crise d'allergie et que vos poumons deviennent enflammés. Ils regorgent d'antioxydants bénéfiques et présentent de nombreux avantages pour la santé. Non seulement ils réduisent l'inflammation, mais réduisent également le risque de maladie cardiaque et abaissent les niveaux de LDL, qui est le «mauvais» cholestérol dans le corps. Essayez d'incorporer des oignons dans vos repas, qu'il s'agisse de les couper en dés et de les ajouter à vos légumes, de les griller avec votre viande ou de les inclure dans vos pâtes ou vos sandwichs. Si vous n'aimez pas les oignons crus, vous pouvez toujours les faire sauter avec un peu d'assaisonnement - mais faites attention au sel et à l'huile!

- Boire modérément: le resvératrol, un composé présent dans le vin rouge, aurait des effets anti-inflammatoires. Alors, bien sûr, peut-être qu'un verre de vin rouge de temps en temps peut avoir des effets médicinaux. Mais il est important de se rappeler que les personnes atteintes de polyarthrite rhumatoïde doivent limiter leur consommation d'alcool, en particulier avec des médicaments à dose plus élevée. Si vous êtes un buveur, assurez-vous d'avoir une discussion avec votre médecin pour savoir combien vous buvez et si vous êtes d'accord avec le médicament que vous prenez.

- Évitez les aliments transformés: nous savons tous que les croustilles et autres collations dans l'allée de la malbouffe sont délicieux, mais la vérité est que ces collations ne vous aident pas à soulager l'inflammation. En fait, le sel supplémentaire dans les croustilles et autres collations peut provoquer une inflammation de la circulation sanguine alors que votre corps a du mal à traiter l'augmentation du sodium. En fait, une étude de l'Université de Yale en 2013 a montré un risque accru de polyarthrite rhumatoïde s'ils étaient plus enclins à un régime salé. Cette étude n'a pas encore été confirmée par d'autres recherches, mais tout médecin peut confirmer que le sel supplémentaire n'est pas une bonne chose pour le corps. Une augmentation des aliments transformés peut entraîner une prise de poids qui peut augmenter vos symptômes à mesure que votre corps s'adapte aux kilos en trop que vous portez. Gagner quelques kilos peut ne pas vous sembler drastique, mais les articulations du corps doivent surcompenser le nouveau poids. Évitez ces aliments transformés et essayez de vous en tenir à des collations saines comme les noix et le granola à grains entiers pour les collations.

Aliments qui stimulent le système immunitaire

- Si vous recherchez des produits qui fonctionnent pour renforcer votre système immunitaire, voici quelques aliments qui, selon les chercheurs, présentent des avantages pour la santé! Cela aide toujours à renforcer votre système immunitaire et vous donne une meilleure chance de lutter contre les infections. Bien qu'il existe de nombreux suppléments en vente libre, voici quelques éléments que vous pouvez ajouter à votre alimentation pour vous offrir les mêmes avantages.

- Agrumes: Des recherches approfondies ont montré que cette famille de fruits est riche en vitamine C. Ceci est particulièrement nécessaire pour le système immunitaire car on pense que la vitamine C augmente la production de globules blancs. Globules blancs? Eh bien, ce sont les premiers «soldats» dans la ligne de défense de votre système immunitaire pour vous protéger contre les infections. Les agrumes populaires comprennent les pamplemousses, les oranges, les mandarines et les clémentines. N'oubliez pas non plus d'utiliser des jus de citron vert et de citron naturels et biologiques chaque fois que vous le pouvez et dans votre cuisine, par opposition à ceux à base de concentré.

- Poivrons: Voici un fait amusant - une once de poivron contient deux fois plus de vitamine C qu'une once de fruit de la famille des agrumes! Quelque chose dans la couleur qui donne à ce poivre sa qualité rouge lui fournit également une quantité étonnante de vitamine C. Ces poivrons sont également remplis de bêta-carotène qui garde votre peau et vos yeux en bonne santé. Avec une belle sélection de couleurs disponibles, celles-ci sont parfaites pour ajouter à votre salade ou salades. Ils ajoutent de la couleur à vos aliments et vous procurent également de grands avantages pour la santé!

- Yaourt: Le yogourt est une source naturelle de probiotiques ou de «bonnes» bactéries qui vivent dans votre intestin et aident à digérer les aliments. Non seulement cela, mais cela fonctionne également pour renforcer l'immunité. Vous voulez être sûr d'éviter les yaourts très sucrés, car ils ont tendance à annuler les bienfaits pour la santé. Essayez de trouver des yaourts contenant moins d'additifs et méfiez-vous de ceux qui contiennent des fruits. Vous pouvez toujours ajouter vos propres fruits ou granola pour être sûr de profiter de tous les bienfaits pour la santé!

- Gingembre: le gingembre réduit l'inflammation et est parfait pour réduire un mal de gorge ou des glandes enflées si vous luttez contre un rhume. Imaginez simplement avoir une tasse de thé au gingembre chaud lorsque vous êtes à la maison malade avec de la fièvre! On a également constaté qu'il réduisait les nausées et le cholestérol. Si vous ne pouvez pas manger un morceau de gingembre cru, ayez un hachoir ou un zeste à portée de main pour pouvoir au moins en saupoudrer sur vos pâtes ou vos salades. Des chercheurs de l'Université du Wisconsin ont trouvé quelques autres épices qui ont également des propriétés anti-inflammatoires - origan, clous de girofle, muscade et romarin. Si vous êtes déjà un grand amateur d'épices, essayez d'en incorporer davantage dans vos recettes. Si vous êtes un débutant qui essaie simplement d'obtenir les bienfaits pour la santé, essayez ces nouvelles saveurs dans vos repas. Vous pouvez trouver quelque chose de délicieux et de sain aussi!

- Poulet ou dinde: avec tous les autres avantages pour la santé de la viande blanche sur la viande rouge, le poulet et la dinde contiennent également de grandes quantités de vitamines B-6. Seulement 3 onces de viande blanche contiennent près de la moitié de votre quantité quotidienne recommandée! Cette vitamine est une partie très importante des réactions chimiques qui se produisent dans le système immunitaire pour former de nouveaux globules rouges et les maintenir en bonne santé. Le bouillon ou la soupe de poulet à base d'os de poulet bouillant contient également des nutriments qui aident à l'immunité. Il y a une raison pour laquelle ils disent que la soupe au poulet est le meilleur remède!

- Coquillages: Le zinc est un minéral important dont notre corps a besoin pour apprendre à nos cellules immunitaires comment fonctionner et quelles infections combattre. C'est aussi très important pour guérir les plaies ouvertes! Les crustacés sont une catégorie de fruits de mer qui comprend le homard, les palourdes, les moules et le crabe. Gardez à l'esprit que vous voulez avoir des crustacés à doses modérées. Trop de zinc dans la circulation sanguine peut inhiber la fonction du système immunitaire. Les hommes devraient avoir environ 11 milligrammes par jour et les femmes devraient avoir 8 milligrammes.

•	Thé: Une étude de Harvard a révélé que les participants qui buvaient au moins 5 tasses de thé noir par jour avaient près de 10 fois plus d'interférons (protéines qui se signalent entre eux pour combattre les virus) dans leur circulation sanguine que les participants qui buvaient un placebo. La L-théanine est un acide aminé présent dans le thé noir et vert. Si vous êtes déjà un buveur de thé passionné, essayez de vous en tenir à ces types de thé. Assurez-vous de sortir tous les nutriments que vous pouvez du sachet de thé avant de le jeter!

•	Ail: l'ail contient naturellement l'ingrédient de l'allicine qui agit pour combattre les infections et les bactéries dans le système immunitaire du corps. Une étude menée en Grande-Bretagne a révélé que sur 146 personnes ayant reçu de l'ail ou un placebo pendant une période de 12 semaines, celles qui avaient reçu de l'ail étaient deux tiers moins susceptibles d'attraper un rhume. Essayez d'incorporer une ou deux gousses d'ail dans vos repas, même si vous le hachez et l'ajoutez sur le dessus comme garniture.

•	Oeufs: nous savons déjà que les œufs sont une source majeure de protéines, mais ils sont également nécessaires à un système immunitaire sain. Les œufs sont riches en vitamine D qui est importante pour vos os. Une carence en vitamine D peut augmenter vos risques d'infections des voies respiratoires supérieures pendant l'hiver, et même de troubles immunitaires comme le diabète. Les cellules immunitaires ont même des récepteurs cellulaires qui recherchent constamment de la vitamine D dans le sang! Bien que vous puissiez également obtenir de la vitamine D par exposition au soleil, il est important que vous mangiez beaucoup d'aliments riches en vitamine D tels que le poisson, le bœuf et les œufs afin de l'inclure dans votre alimentation même en hiver. Essayez également de passer à un lait enrichi en vitamine D!

- Poisson: Nous l'avons répété à plusieurs reprises, mais c'est la vérité - le poisson regorge de tonnes d'acides gras oméga-3 qui renforcent le système immunitaire et atténuent potentiellement les symptômes de l'arthrite et de l'inflammation. La recherche a révélé que ces acides gras peuvent fortifier les poumons contre le rhume, réduire l'inflammation et même vous protéger de la grippe. Quel que soit le type de poisson que vous préférez (et il y en a des tonnes à choisir!), Assurez-vous de manger du poisson au moins deux fois par semaine. Pour les patients atteints de cholestérol élevé et de maladies cardiaques, c'est également une excellente alternative à la viande rouge.

Légumes à inclure dans votre alimentation

Si vous vous concentrez davantage sur les légumes à acheter, voici quelques bonnes suggestions qui regorgent de vitamines et de minéraux bénéfiques. Ils pourraient même vous aider à renforcer votre système immunitaire si vous luttez déjà contre une maladie ou si vous essayez simplement de ne pas avoir froid cet hiver!

- Brocoli: nous l'avons entendu depuis l'enfance et c'est parce que c'est la vérité - le brocoli est bon pour votre système immunitaire. Il contient des vitamines A, E, C, des fibres et des antioxydants naturels qui renforcent le système immunitaire. Il contient de grandes quantités de sulforaphane, un antioxydant qui lutte pour réduire les niveaux de NF-kB dans votre circulation sanguine. Le NF-kB est responsable des poussées d'inflammation dans le corps. La clé pour tirer le meilleur parti du brocoli pour la santé est de le cuire le moins possible. Si vous pouvez le manger cru - encore mieux! Sinon, faites-le revenir légèrement avec un minimum d'huile et d'assaisonnement. Les autres légumes crucifères associés à des bienfaits anti-inflammatoires comprennent les choux de Bruxelles, le chou et le chou-fleur.

- Patates douces: au lieu des pommes de terre à peau brune ordinaires, la patate douce contient en fait plus de bêta-carotène que votre corps métabolise en vitamine A qui aide le système immunitaire. Les aliments riches en bêta-carotène sont facilement identifiés par leur pigment orange vif - patates douces, carottes, courges et cantaloup. Tous sont d'excellentes sources pour aider votre corps à prendre de la vitamine A pour aider votre système immunitaire. Une excellente façon de savourer votre patate douce est de la remplir avec d'autres aliments sains comme une cuillerée de crème sure, une pincée d'épice de curcuma, des herbes et du jus de citron ou de lime.

- Épinards: Un autre légume qui hante certains de notre table de dîner d'enfance, les épinards regorgent de vitamine C et d'autres antioxydants qui aident le système immunitaire à combattre les infections. Comme le brocoli, plus vous pouvez le consommer cru, plus vous en tirerez d'avantages pour la santé. Si vous pouvez l'ajouter cru dans votre salade, c'est la meilleure option. Mais vous pouvez aussi le faire sauter légèrement et l'avoir comme côté végétal.

- Champignons: les bienfaits des champignons sont devenus plus connus au cours des dernières décennies et c'est un honneur bien mérité qu'ils reçoivent au bar à salade. De nombreuses études montrent que les champignons augmentent la production de globules blancs, ce qui est très utile si vous êtes malade ou si vous combattez une maladie ou une infection. Le reishi, le maitake, les champignons shiitake et les champignons portobello ont été trouvés pour aider à renforcer l'immunité le plus. Les champignons sont faibles en calories mais riches en vitamines, lectines et phénols - qui agissent tous ensemble pour lutter contre l'inflammation dans le corps. Que ce soit sur votre pizza, sautés en accompagnement ou ajoutés à vos pâtes, assurez-vous d'inclure des champignons dans votre alimentation lorsque vous le pouvez pour obtenir les avantages qu'ils offrent. Moins vous pouvez les manger cuits, mieux vous obtiendrez leur effet anti-inflammatoire complet.

- Chou-frisé: Il y a une raison pour laquelle ce légume est partout ces jours-ci! Le chou frisé est une excellente source de vitamine A qui renforce votre système immunitaire en combattant les infections. Que ce soit dans une salade ou un smoothie, ou simplement ajouté après coup dans vos pâtes, essayez d'en incorporer quelques portions dans votre alimentation tout au long de la semaine pour obtenir l'apport recommandé en vitamine A. Comme les épinards que nous avons mentionnés ci-dessus, les légumes verts à feuilles comme le chou frisé sont une excellente source d'agents anti-inflammatoires. Donc, que vous préfériez les épinards, le chou frisé, la bette à carde ou la roquette, assurez-vous d'incorporer certains de ces légumes verts à votre alimentation!

- Tomates: les tomates contiennent de grandes quantités de lycopène. Il a été démontré que le lycopène réduit la quantité de protéines inflammatoires dans le sang. Une étude de 2014 a même révélé que les femmes qui buvaient du jus de tomate réduisaient régulièrement leurs poussées d'inflammation. Plus utile que de prendre des suppléments de lycopène, l'ingestion de tomates crues et de produits à base de tomates est plus utile pour réduire l'inflammation. Il est important de noter que le lycopène est un nutriment liposoluble, ce qui signifie qu'il est mieux absorbé par le corps lorsqu'il est associé à de la graisse en même temps. Ainsi, les tomates sont parfaites pour accompagner des pâtes au fromage ou ajoutées comme garniture à votre pizza!

- Betteraves: La riche couleur rouge des betteraves est due à des quantités élevées de phytonutriments que le légume contient. Les betteraves contiennent de grandes quantités de minéraux et de vitamines et contiennent de l'acide aminé bétaïne. La bétaïne aide à la fonction hépatique, détoxifie les cellules de toutes les toxines présentes dans l'environnement et aide les cellules à maintenir leur santé et leur fonction normale dans le système immunitaire. Ils ont même été trouvés pour protéger le corps contre les maladies cardiaques et le cancer, et sont considérés comme un «aliment cérébral», ou un aliment qui aide à augmenter le flux sanguin vers le cerveau. Essayez d'incorporer des betteraves dans vos salades et incluez-les dans votre bac à légumes.

- Soya: le tofu, l'edamame et le lait de soja sont tous d'excellents moyens d'absorber les bienfaits sains des produits à base de soja. Les isoflavones présentes dans les produits à base de soja peuvent être liées à une diminution de l'inflammation chez les patients et les femmes en particulier. Le soja aide également à garder les os et le cœur en bonne santé. Essayez d'utiliser du lait de soja lorsque vous préparez des smoothies afin de pouvoir en profiter pleinement avec tous les autres fruits et légumes que vous mangez.

Guide d'achat

Alors, quels conseils pouvons-nous vous donner pour planifier une meilleure alimentation qui, espérons-le, réduira les symptômes de l'arthrite et de l'inflammation dans votre vie? Il est important que vous sachiez quels aliments vous devriez stocker dans votre garde-manger et quels types d'aliments vous devriez éviter complètement. Voici quelques conseils pour bien démarrer lorsque vous parcourez les allées des épiceries!

- Fruits et légumes frais: nous avons vu avec les nombreux exemples énumérés ci-dessus qu'une grande variété de fruits et légumes consommés vous permet de consommer le plus de vitamines et de minéraux dans votre alimentation. Essayez de trouver des produits frais. Si vous ne pouvez pas vous permettre d'acheter des produits biologiques, ce n'est pas grave, mais essayez d'acheter quelques produits biologiques tels que des légumes verts à feuilles comme le chou frisé et les épinards, ou des fruits à chair molle où la peau sera mangée, comme les pêches et les prunes. Différents fruits colorés ont également des propriétés bénéfiques différentes, comme les fruits et légumes rouges (pommes, poivrons rouges, fraises), ainsi que les fruits et légumes à peau plus foncée (mûres, aubergines, myrtilles), alors assurez-vous d'avoir une gamme d'articles colorés dans votre panier!

- Poulet et dinde: ces produits à base de volaille sont d'excellentes alternatives à la viande rouge, en particulier pour les patients qui souffrent déjà d'un taux de cholestérol élevé ou d'une maladie cardiaque. Essayez de trouver des coupes fraîches et évitez les repas surgelés transformés ou pré-préparés qui pourraient contenir des conservateurs ou des quantités élevées de sodium.

- Poisson: Les bienfaits des acides gras oméga-3 ont été maintes fois vantés dans ce chapitre, nous vous encourageons donc à acheter du poisson lors de cette épicerie! Qu'il s'agisse de thon, de maquereau, de saumon ou de tilapia, explorez vos options et vos recettes afin de pouvoir incorporer du poisson dans vos repas au moins deux fois par semaine.

- Huile d'olive: les bienfaits de l'huile d'olive sont comme l'ibuprofène, mais naturellement! On a constaté qu'il réduisait l'inflammation et la douleur. Assurez-vous que vous avez de l'huile d'olive à utiliser lors de la cuisson ou comme vinaigrette sur les salades et les pâtes. Essayez de trouver des marques dotées d'un sceau d'approbation comme le sceau d'huile d'olive nord-américain. Si vous pouvez faire des folies avec de l'huile d'olive extra vierge qui est moins raffinée, c'est encore mieux! Mais l'huile d'olive ordinaire devrait devenir un aliment de base dans votre garde-manger.

- Grains de blé entier et céréales: essayez de trouver des grains de blé entier sans sodium ni additifs. Recherchez également des céréales contenant du fer ou des fibres, de sorte que vous atteigniez votre limite d'apport quotidien sans avoir à prendre des suppléments en vente libre.

- Yaourts et produits laitiers: malgré certaines études selon lesquelles les produits laitiers aggravent les symptômes de l'arthrite, les yaourts, le lait et les fromages offrent de nombreux avantages pour la santé.

- Gingembre et ail: comme indiqué ci-dessus, le gingembre et l'ail sont deux substances qui contiennent des ingrédients naturels qui réduisent l'inflammation dans le corps. Essayez d'incorporer ces deux aliments à votre alimentation, qu'il s'agisse d'ail haché sur une salade ou de gingembre écrasé dans des soupes ou des salades.

- Jus: comme mentionné ci-dessus, de nombreux jus de légumes ont été associés à une diminution de l'inflammation comme le jus de tomate et le jus de betterave. Il est important que ces jus contiennent moins de sucres et d'additifs. Ils doivent utiliser les ingrédients les plus biologiques possibles. Que vous les prépariez à la maison ou que vous les trouviez à l'épicerie, assurez-vous de conserver le fruit ou le légume dans un état aussi pur que possible.

- Thés: Le thé vert aux herbes a des propriétés antioxydantes et anti-inflammatoires. Une étude de l'Université de l'État de Washington a révélé qu'une molécule du thé vert agit pour cibler une protéine pro-inflammatoire qui se trouve en grande quantité chez les patients atteints de polyarthrite rhumatoïde. Il est important de noter que le thé vert contient des traces de vitamine K qui peuvent contrer les anticoagulants. Si vous prenez des anticoagulants, il est important d'en parler à votre médecin avant d'incorporer du thé vert à votre alimentation.

Évitez les aliments sucrés transformés: Désolé, mais la malbouffe doit rester dans le magasin! Si vous essayez de maintenir un mode de vie sain et de favoriser la perte de poids, évitez les collations transformées riches en sucres ou en sirop de maïs. Essayez de trouver des alternatives qui relèvent du «grignotage sain» comme les chips de lentille ou le maïs soufflé sans sel.

Chapitre 7: Boissons et smoothies qui réduisent l'inflammation

Comme indiqué dans le chapitre précédent, de nombreux aliments, en particulier les fruits et légumes, peuvent combattre les symptômes de l'inflammation et de l'arthrite. Il s'agit d'adapter votre alimentation à une alimentation saine, pleine de bonnes graisses et d'une variété de vitamines et de minéraux. Vous devez également vous assurer d'éviter les gras trans, l'alcool et les sucres qui peuvent provoquer des poussées d'inflammation. Vous souhaitez augmenter votre alimentation en aliments qui correspondent à votre digestion et qui sont utiles pour lutter contre l'inflammation.

Les smoothies sont un excellent moyen d'emballer beaucoup de vitamines et de minéraux dans une seule tasse. Ils sont faciles à fabriquer et faciles à emporter! Rassembler les bons ingrédients est simple tant que vous les avez déjà stockés dans votre réfrigérateur et votre garde-manger. C'est là que le guide d'achat du chapitre précédent est utile! Pour vous faciliter encore plus la tâche dans un emploi du temps chargé, vous pouvez même répartir les ingrédients et les conserver dans des sacs allant au congélateur afin que ce soit aussi facile que de verser et de mélanger votre smoothie.

Vous souhaitez emballer vos boissons avec plusieurs des ingrédients que nous avons mentionnés qui peuvent combattre les signes d'inflammation. Voici quelques ajouts qui vont bien dans les smoothies pour vous aider, vous et votre santé.

- Curcuma: Cette épice asiatique est devenue très populaire en Occident ces dernières années en raison de ses énormes bienfaits pour la santé. Il est connu pour réduire l'inflammation chronique dans le corps en bloquant les produits chimiques qui déclenchent l'inflammation. Juste une cuillère à café de cette épice est tout ce dont vous avez besoin pour en profiter, et elle ajoute une couleur jaune vif à vos boissons! Cela est dû à un pigment appelé curcumine qui se trouve dans le curcuma.

- Gingembre: c'est une autre substance qui réduit l'inflammation. Cela peut ne pas sembler si savoureux dans un smoothie du matin, mais le simple fait d'ajouter quelques petits morceaux de gingembre peut avoir un effet bénéfique. Essayez de le mélanger avec d'autres ingrédients forts, tels que des fruits qui contiennent des sucres naturels ou du lait de soja qui peut masquer le goût. Vous devrez peut-être faire des expériences pour trouver le bon équilibre de saveurs, mais ne laissez pas cet ingrédient de côté!

- ✓ Baies: Elles sont parfaites pour un smoothie et agissent naturellement pour combattre l'inflammation dans le corps. Rempli d'antioxydants naturels et de tonnes de vitamines et de minéraux, il y en a tellement parmi lesquels choisir en fonction de vos saveurs préférées! Les bleuets, les fraises, les framboises ... même les cerises et les graines de grenade sont un excellent ajout à tout smoothie. Et ils sont naturellement sucrés pour que vous puissiez réduire le sucre que vous auriez ajouté!

- Graines de chia: Ces petites graines sont devenues la star de nombreux plats ces derniers temps. Malgré leur taille, ils regorgent d'acides gras oméga-3 qui combattent l'inflammation dans le corps. En augmentant la quantité d'acides gras que nous mangeons, nous pouvons espérer réduire l'inflammation. Assurez-vous d'en inclure une poignée dans votre smoothie. Ils sont pour la plupart insipides, vous ne saurez même pas qu'ils sont là!

• Verts: épinards, chou frisé, blettes ... oui, un smoothie vert est synonyme de smoothie sain car c'est la vérité! Ils sont riches en antioxydants et en enzymes qui pénètrent dans votre circulation sanguine et décomposent les molécules responsables de l'inflammation. Plus vos légumes verts sont consommés crus, plus ils sont efficaces. Assurez-vous d'inclure une tasse de légumes verts dans votre smoothie est la meilleure façon d'avoir votre apport quotidien. Le chou frisé est considéré comme un superaliment car il est riche en vitamines et minéraux, notamment la riboflavine, le fer, le magnésium et les vitamines A, K, B6 et C. Expérimentez avec quelles combinaisons et quantités fonctionnent le mieux pour vous et comment vous pouvez les combiner avec un mélange d'autres fruits et autres légumes.

• Pommes: Bien que les pommes soient parfois recherchées pour d'autres fruits plus sucrés, les pommes rouges ont été étudiées et ont trouvé des antioxydants dans leur peau qui agissent comme un anti-inflammatoire naturel. Des études ont même révélé que les personnes qui mangent trois à cinq pommes par semaine ont un risque moindre de développer de l'asthme, qui est une maladie inflammatoire. Vous pouvez utiliser des pommes vertes si vous préférez l'acidité, mais n'oubliez pas quelques tranches de pomme dans votre smoothie pour obtenir tous les nutriments!
✓ Ananas: Ce délicieux fruit tropical est riche en vitamine C et en une enzyme appelée bromélaïne. Cette enzyme digère d'autres protéines, comme celles qui causent des problèmes dans le corps en créant une inflammation! Il peut réduire l'enflure, la douleur et les ecchymoses dans le corps et vous soulager de l'arthrite et des tendinites. Si vous pouvez

trouver cela frais, c'est un excellent ajout à inclure dans vos smoothies - pour les bienfaits pour la santé et le goût! Sinon, vous pouvez toujours le trouver en conserve, mais assurez-vous de lire l'étiquette et de trouver celui qui contient le moins de sucre artificiel.

- Noix: Lorsque vous préparez votre smoothie, assurez-vous d'ajouter une poignée de noix. Les amandes sont riches en acides gras insaturés qui agissent pour maintenir les articulations lubrifiées. Les noix contiennent également des acides gras similaires qui libèrent des acides pour protéger le corps de la perte osseuse. Les noix inhibent la production de neurotransmetteurs qui causent douleur et inflammation. Assurez-vous que vous ajoutez des noix crues et non un type salé ou sucré.

- Kiwi: un fruit auquel on ne prête pas trop attention, des recherches récentes ont montré que les kiwis regorgent d'antioxydants et de protéines anti-inflammatoires. Ils sont riches en fibres, vitamine E, potassium, vitamine K et tant d'autres! C'est un fruit acidulé, donc si vous ne pouvez pas le manger cru, il est bon de l'inclure dans vos smoothies avec d'autres ingrédients pour équilibrer ou masquer la saveur.

Voici quelques bonnes recettes pour vous aider à préparer des smoothies! L'avantage des smoothies est qu'ils sont si polyvalents et qu'il est facile de changer d'ingrédients. Si vous ne préférez pas les myrtilles, essayez une autre baie comme les mûres. Si vous n'aimez pas les pistaches, essayez plutôt les noix. Ces recettes sont pour faire 1 portion, donc si vous avez des invités, n'hésitez pas à la doubler!

Smoothie au yogourt grec:

Ce smoothie est rempli de protéines, il est donc parfait comme gâterie après l'entraînement lorsque le corps recherche des protéines pour reconstruire ses muscles. Il est également très copieux et peut même remplacer le dîner si vous essayez de perdre du poids et de maintenir un mode de vie plus sain. Comme mentionné, n'hésitez pas à utiliser les baies que vous préférez. De plus, si vous avez un autre vert à feuilles que vous préférez, vous pouvez remplacer les épinards par du chou frisé.

- 0,25 tasse de yogourt grec, nature, sans additifs
- 1 tasse de lait de noix, comme la noix de cajou, l'amande ou le soja
- 0,25 tasse d'épinards
- 0,25 tasse de myrtilles
- 2 cuillères à soupe de beurre d'arachide
- 0,25 cuillère à soupe de cannelle
- quelques glaçons

Smoothie rouge aux fraises: Ce smoothie est rempli d'ingrédients sucrés et acidulés qui regorgent de vitamines et de minéraux. La belle couleur rouge le rend déjà délicieux! 0,5 tasse de betteraves rouges, pelées et hachées un petit morceau de gingembre d'un demi-pouce, pelé

- 0,75 tasse de jus de canneberge
- 0,75 tasse de fraises
- une pincée de cannelle
- 1 cuillère à soupe de miel bio
- quelques glaçons si vous préférez!

Smoothie d'été tropical: Ce smoothie est d'un beau jaune et est si délicieux que vous ne vous souviendrez même pas à quel point il est bon pour votre santé! Avec de délicieux fruits tropicaux, c'est le meilleur régal, surtout par une chaude journée d'été.

- 1 tasse de mangue, fraîche ou surgelée
- 1,5 tasse d'eau froide
- quelques glaçons
- 1 cuillère à soupe de curcuma un petit morceau de gingembre d'un demi-pouce, pelé
- 1 tasse d'ananas, frais ou congelé
- 0,5 cuillère à soupe d'huile de coco

Smoothie aux patates douces: Les épinards et les patates douces sont des légumes sains qui peuvent réduire l'inflammation. Ils sont également une excellente source de magnésium. Une carence en magnésium peut entraîner des crampes musculaires.

- 0,5 tasse de patate douce, cuite
- 0,5 tasse de lait d'amande
- 0,5 cuillère à café d'extrait de vanille une poignée de pousses d'épinards
- 1 cuillère à soupe de miel une pincée de cannelle
- un petit morceau de gingembre d'un demi-pouce, pelé une demi banane

Smoothie ananas curcuma: combiné avec du curcuma et du gingembre, ce smoothie aux fruits est un outil puissant pour combattre l'inflammation - et c'est délicieux! Essayez de trouver le fruit le plus frais possible, mais si vous ne pouvez pas, n'hésitez pas à expérimenter avec des substituts.

- Un petit morceau de gingembre d'un demi-pouce, pelé

- 1 cuillère à soupe de curcuma
- 0,5 tasse d'ananas
- 0,5 tasse de mangue
- 0,5 tasse de lait de coco
- 0,5 cuillère à soupe d'extrait de vanille
- une pincée de cardamome en poudre (ou de cannelle, si vous n'en avez pas!)

Smoothie à l'avocat et aux agrumes: les avocats sont un super aliment et contiennent de grandes quantités d'acide folique, de vitamine C, de vitamine E et plus d'une douzaine d'autres nutriments! Avec quelques agrumes ajoutés également, ce smoothie regorge de tonnes de vitamine C.

- 1 avocat coupé en morceaux
- jus d'une petite orange
- jus d'un petit citron
- 0,5 cuillère à café d'extrait de vanille
- 1 tasse de lait de votre choix
- 1 banane
- quelques glaçons

Smoothie aux carottes et au gingembre: Rempli de tonnes d'ingrédients pour lutter contre l'inflammation, ainsi que de beaucoup de vitamine C, ce smoothie est plein d'antioxydants et remplira certaines de vos portions de fruits et légumes de la journée.

- 0,5 tasse d'eau froide
- un petit morceau de racine de gingembre
- jus d'un petit citron
- 1 cuillère à café de curcuma
- 0,5 tasse de carottes, pelées et hachées
- 0,5 tasse d'ananas, frais ou congelé

- 0,5 tasse de lait de votre choix
- 1 grosse banane mûre

Smoothie Kiwi Gingembre: Ce smoothie brille sur le pouvoir de guérison des kiwis qui sont censés avoir des protéines anti-inflammatoires. C'est un fruit acidulé, alors n'hésitez pas à ajouter une poignée de baies ou une cuillère à café de miel si vous avez envie d'adoucir la saveur. L'ajout de noix et vous donne également un regain de graisses saines et de protéines!

- 2 kiwis, pelés et hachés
- 1 banane mûre un petit morceau de racine de gingembre
- 4 cuillères à soupe de noix de cajou
- 0,5 tasse d'eau
- quelques glaçons
- 1 cuillère à soupe de graines de chia

Smoothie aux fraises et aux amandes: Un smoothie simple composé de baies et d'amandes, c'est un excellent moyen d'obtenir votre apport quotidien en fruits, et quelques "bonnes" graisses avec une poignée de noix! Le lait d'amande est un excellent lait à utiliser car il est riche en nutriments et donne plus de saveur que le lait ordinaire.

- 0,5 tasse de fraises
- 1 tasse de lait d'amande, non sucré
- .0, 5 tasse de jus d'orange, naturel
- 0,5 tasse de yogourt, sans additifs

Smoothie à la noix de coco et au gingembre : Comme nous l'avons partagé dans le chapitre précédent, le gingembre est connu pour ses propriétés anti-inflammatoires médicinales. Il peut combattre les nausées, les problèmes digestifs et même arrêter la croissance des cellules cancéreuses ! C'est un bon smoothie simple pour avoir une bonne dose de gingembre.

- 1 banane mûre
- .5 tasse de lait de coco
- une pincée de cannelle
- une pincée de muscade
- 5 à 10 quelques morceaux de racine de gingembre, d'environ un
- pouce chacun, le nombre dépend de la puissance de la saveur que
- vous aimez

Smoothie au concombre et à l'ananas : Les ananas sont riches en bromélaïne, qui a été étudiée et inhibe l'inflammation et la douleur. Avec un soupçon de cannelle pour réguler la glycémie, c'est un excellent régal de saveurs.

- 0,5 tasse de morceaux d'ananas
- 2 petits concombres, pelés et coupés en dés
- 0,5 cuillère à soupe de cannelle en poudre
- 0,5 cuillère à soupe de poudre de curcuma

Jus de myrtille et vert : Ce smoothie ne contient que trois ingrédients, mais chacun a des propriétés uniques pour lutter contre l'inflammation. Les myrtilles contiennent le plus d'antioxydants par rapport aux autres fruits et légumes, et les épinards sont riches en acide folique!

- 1 tasse de bleuets, frais ou surgelés
- 0,5 tasse de pommes Fuji, pelées et hachées
- 1 tasse de feuilles d'épinards fraîches
- 0,5 tasse d'eau froide
- quelques glaçons

Smoothie à la pastèque: Ce smoothie est parfait comme friandise estivale. Même si la pastèque est composée principalement d'eau, elle est remplie d'un puissant antioxydant appelé lycopène. Le lycopène agit pour protéger la peau et les organes internes et réduit l'inflammation dans le corps en neutralisant les ions des radicaux libres. D'autres nutriments agissent pour bloquer l'enzyme qui cause la douleur et l'inflammation dans le corps. Assurez-vous de choisir la pastèque la plus mûre que vous puissiez trouver pour obtenir tous les nutriments que vous pouvez!

- 3 tasses de pastèque, peau et graines enlevées, coupées en morceaux
- 7-8 petites feuilles de basilic, fraîches (utilisez moins si elles sont de plus grande taille)
- jus d'un demi citron vert

Conclusion

Merci de vous être rendu à la fin du *régime Arthrites*! Nous espérons que la lecture de ce livre aura répondu à certaines de vos questions sur l'arthrite et l'inflammation. Ce sont de graves afflictions que vivent quotidiennement des millions de personnes, en particulier les personnes âgées. Ajuster sa vie à cette maladie et à l'enflure ou à la douleur constante qui l'accompagne peut être dévastatrice. Essayer de maintenir un mode de vie actif si vous en aviez un auparavant peut devenir un défi. Que vous cherchiez simplement plus d'informations sur ces conditions ou que vous vous interrogiez sur les causes de celles-ci, nous espérons que ce livre vous aura fourni des réponses. Il est important de noter que malgré de nombreuses causes potentielles d'arthrite telles que les antécédents familiaux, les choix de mode de vie et l'obésité, la majorité des chercheurs pensent que l'arthrite est une maladie à laquelle le corps humain finira par succomber, peu importe votre santé ou votre activité physique. C'est simplement ainsi que le corps humain est mis en place. Au fil du temps, le cartilage et les articulations commencent à se décomposer en raison du poids et des activités du corps.

Avant de modifier votre activité physique ou votre régime alimentaire, vous devez consulter votre médecin traitant au sujet de votre douleur arthritique. Ils peuvent avoir d'autres suggestions en tête ou vous informer de tout conflit concernant les médicaments que vous prenez. Passer à un régime végétalien ou végétarien est également un grand changement et un médecin doit être consulté.

Si vous cherchez à faire des choix plus sains dans votre alimentation et vos repas pour soulager les symptômes de l'arthrite et renforcer votre système immunitaire, nous espérons que nous vous avons fourni d'excellents conseils pour commencer. Nous avons fourni une excellente liste d'aliments que vous pouvez incorporer davantage dans votre menu hebdomadaire. Les aliments comme le poisson, les haricots, les agrumes et les légumes verts à feuilles doivent être consommés plusieurs fois par semaine. Les fruits et légumes sont particulièrement importants, et si vous pouvez les acheter bio, c'est encore mieux. Les légumes à feuilles comme les épinards et le chou frisé contiennent une variété d'antioxydants qui bloquent les protéines qui signalent l'inflammation. Même l'ajout d'un peu d'ail ou de gingembre émincé à vos repas peut également être utile. Et n'oubliez pas l'huile d'olive! Cette huile est connue pour avoir des propriétés médicinales et doit être utilisée par les patients souffrant d'arthrite dans leur préparation de repas.

Lorsque vous parlez d'un régime alimentaire plus sain pour l'arthrite, il est également nécessaire d'éviter les collations transformées, salées ou sucrées. C'est particulièrement important si vous essayez de perdre du poids afin d'atténuer vos symptômes d'arthrite. L'excès de poids exerce une pression sur les articulations du corps et ce stress accélère le processus de dégradation du cartilage. Les smoothies sont un excellent moyen d'emballer de nombreux ingrédients sains dans une boisson, de sorte que vous obtenez autant de nutriments que possible sous forme brute. Avec les bons ingrédients, ils peuvent également être très copieux et vous aider à maintenir un objectif de poids si vous avez des difficultés avec les repas. Nous avons inclus près d'une douzaine de recettes de smoothies pour que vous puissiez choisir la friandise parfaite pour votre profil de saveur!

Nous espérons que ce livre vous a donné quelques idées sur la façon de manger plus sainement dans l'espoir de réduire votre douleur et votre inflammation!

www.ingramcontent.com/pod-product-compliance
Lightning Source LLC
Chambersburg PA
CBHW070500220526
45466CB00004B/1900